SUR
TROIS FORMES DE SUTURE
EN
CHIRURGIE

PAR

LE DOCTEUR C. D. SEVEREANO

PROFESSEUR DE CLINIQUE CHIRURGICALE, MÉDECIN EN CHEF
DES HÔPITAUX DE BUCAREST

COMMUNICATION FAITE AU CONGRÈS INTERNATIONAL DE MÉDECINE
TENU À MOSCOU

LE $\frac{7}{19} - \frac{14}{26}$ AOÛT 1897

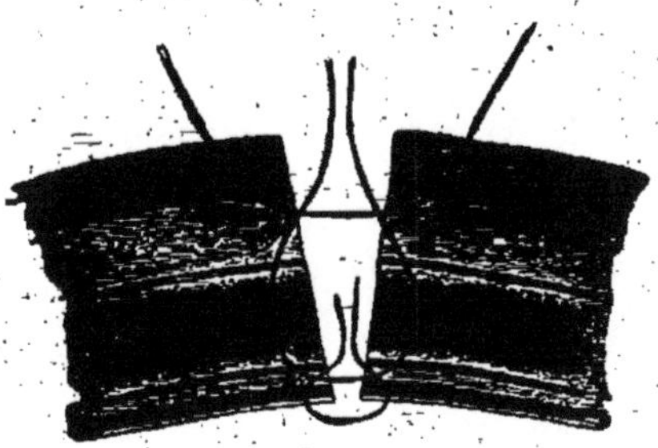

BUCAREST

TIPOGRAFIA «DREPTATEA», STR. CÂMPINEANU, No. 13.

1897

PRIX UN FRANC

SUR

TROIS FORMES DE SUTURE

EN

CHIRURGIE

PAR

LE DOCTEUR C. D. SÉVEREANO

PROFESSEUR DE CLINIQUE CHIRURGICALE, MÉDECIN EN CHEF
DES HÔPITAUX DE BUCAREST

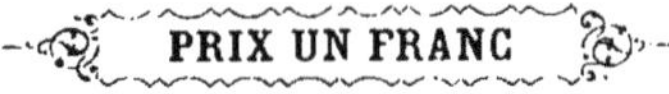

COMMUNICATION FAITE AU CONGRÈS INTERNATIONAL DE MÉDECINE
TENU À MOSCOU

LE $^7|_{19}$ — $^{14}|_{26}$ AOÛT 1897

PRIX UN FRANC

BUCAREST

TIPOGRAFIA «DREPTATEA», STR. CÂMPINEANU, No. 13.

1897

SUR TROIS FORMES DE SUTURE

Dès l'année 1884, époque où les opérations sérieuses commencent à être pratiquées chez nous, surtout celles qui concernent l'abdomen, nous avons cherché à nous tenir au courant de ce qui se passait à l'étranger et dans un de nos voyages, nous nous sommes surtout intéressé aux résultats post-opératoires.

Nous avons pu constater qu'un grand nombre d'insuccès provenait des sutures qui, par leur peu de solidité, contribuaient aux mauvais résultats en permettant la formation des hernies.

Ayant eu dans les premières années, qui ont suivi 1884, quelques résultats peu satisfaisants, par suite des complication survenues après l'opération, nous avons pensé à faire la suture extra-péritonéale des parois abdominales en plusieurs étages, afin d'empêcher toutes communications avec la séreuse.

Voici comment nous pratiquons cette suture en étages.

Nous faisons la suture du péritoine en surget avec du catgut No. 0 ou No. 1. Dans un deuxième étage nous suturons les muscles et les aponévroses avec du catgut No. 3, puis ensuite nous suturons les téguments avec du fil de soie et à points séparés (fig. 1). Si les parois sont épaisses ou trop chargées de graisse, nous faisons un 4e étage.

Si les bords de la plaie ne sont pas bien affrontés, nous y remédions par une rangée de sutures faites sur les bords avec du fil de soie No. 1 soit en surget, soit à points séparés, suivant les circonstances.

Au mois de Mars 1887 nous avons présenté cette suture au Congrès des Chirurgiens allemands de Berlin, et un de nos anciens internes, aujourd'hui notre collègue, le professeur Obreja a bien voulu pour cette circonstance nous établir le croquis de cette suture abdominale.

A la fin de cette même année 1887, M. le Dr. Pozzi publiant ses travaux sur la Gynécologie, a prétendu avoir imaginé le premier ce procédé de suture. Malgré toute la considération que nous avons pour notre ami M. le Dr. Pozzi, nous sommes obligé de réclamer la priorité, les documents établissant nettement que nous avons porté ce mode de suture à la connaissance du monde médical, bien avant que M. le Dr. Pozzi n'ait publié ses travaux.

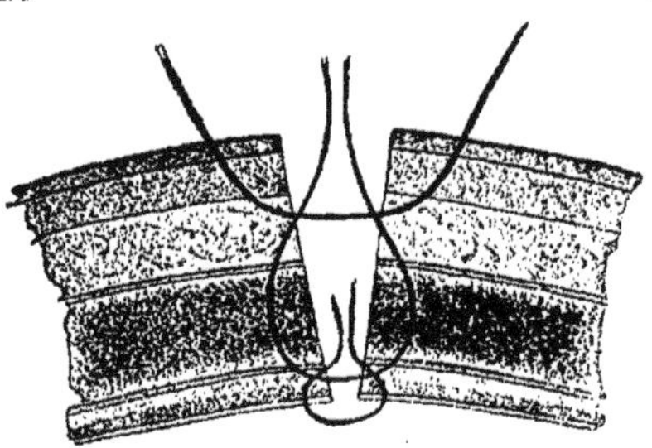

Fig 1.

Suture en étages, montrant l'épaisseur des parois et des différentes couches. Les fils représentent les 3 étages superposés.

suture du péritoine.
suture des muscles.
suture des téguments.

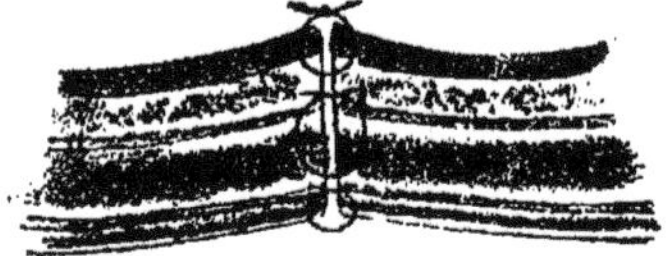

Fig. 2.

Une seconde suture, non moins importante et que nous employons pour la réunion des plaies par première intention, est la suture dite *cachée* ou *intra dermique*.

Par l'application de cette suture nous évitons la formation des cicatrices trop apparentes.

Ici, encore, nous sommes obligé de réclamer la priorité, car, des publications de notre pays, il ressort que nous avons pratiqué cette suture bien avant qu'elle ne fut connue à l'étranger. Elle diffère de la suture, dite de Chassaignac, en ce que ce dernier suturait parallèlement à la plaie, tandis que nous suturons en surget dans l'intérieur même de la plaie.

Dès 1883, l'idée nous en a été suggéré par le désir de certains malades, d'avoir des cicatrises moins apparentes sur les parties exposées aux regards, comme la face ou le cou. Voici comment nous procédons pour cette suture.

Après avoir aseptisé la plaie, nous prenons une aiguille courbe enfilée de catgut No. 0 ou 00 et nous l'enfonçons dans l'épaisseur du derme, à un millimètre du bord, en commençant par l'une des extrémités de la plaie. Nous traversons les tissus sur une profondeur qui varie avec celle de la plaie et nous sortons l'aiguille par l'autre bord, en un point exactement opposé à celui de l'entrée. On passe par dessus la plaie, pour enfoncer de nouveau l'aiguille à côté du premier point de pénétration, on ressort l'aiguille comme précédemment à travers le bord opposé (fig. 3), on continue ainsi jusqu'à ce que l'on soit parvenu à l'autre extrémité en ayant soin de serrer le fil au fur et à mesure (fig. 4).

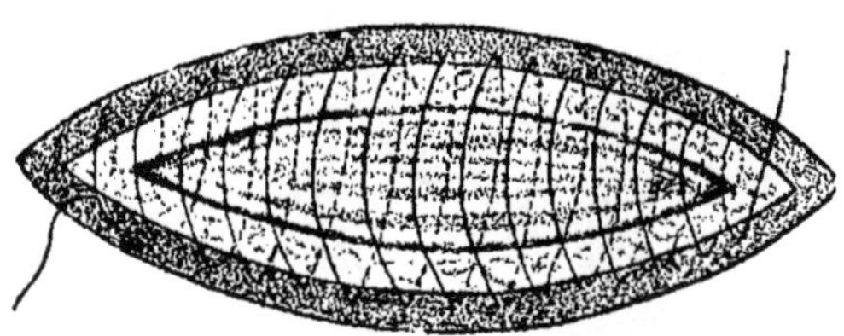

Fig. 3.

Suture intradermique. Le fil pénétrant à travers l'épaisseur des tissus.

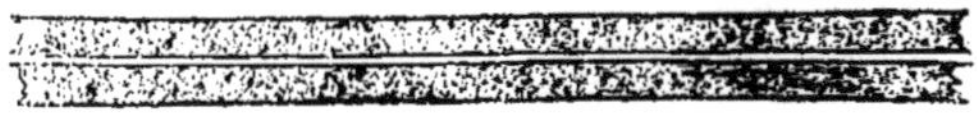

Fig. 4

Suture intradermique; les bords de la plaie sont en contact, le fil étant s rré.

Grâce à cette suture, les cicatrices sont si peu apparentes, que les traces sont presque nulles, même après une opération importante.

Nous regrettons à ce sujet, comme pour la première suture, de ne pas avoir été visité par notre ami, le distingué professeur Pozzi, nous aurions eu l'honneur de lui montrer cette suture bien avant qu'il ne l'ait vu employer à Baltimore.

Une troisième forme de suture que nous employons depuis quelque temps, c'est celle que nous appelons en *zig-zag* (fig. 5 et 6). En plus de l'avantage qu'elle présente de ne pas laisser de cicatrice apparente, elle facilite encore la réunion des surfaces saignantes au fond des plaies; ce qui nous l'a fait employer dans l'opération du bec de lièvre d'après notre procédé.

MANUEL OPÉRATOIRE. — Avec une aiguille courbe munie de catgut dont la grosseur varie entre le 00 et le No. 2, suivant la profondeur de la plaie, on commence la suture en enfonçant l'aiguille au fond de la plaie et en la faisant sortir à travers les téguments à une distance du bord cutané, variant avec la profondeur de celle-ci.

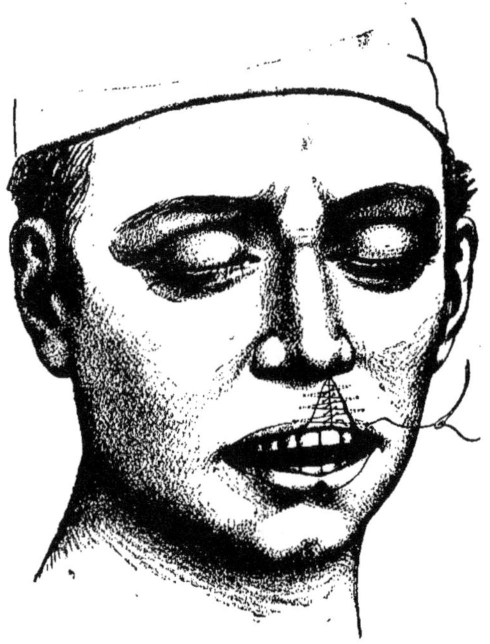

Fig. 5. Premier temps de l'opération. L'aiguille pénètre dans les tissus pour sortir par le bord cutané.

On enfonce de nouveau l'aiguille dans les tissus en la faisant repasser dans l'orifice par lequel elle venait de sortir, et en prenant soin de la diriger obliquement vers l'autre extrémité de la plaie. On la fait sortir près du fond, à 3—4 mm. de distance du point où elle avant éte enfoncée la première fois; on noue les deux extrémités du fil et on coupe le bout le plus court, aussi près du noeud que possible. On fait ensuite sortir l'aiguille à travers les téguments du bord opposé comme on l'avait fait la première fois, on rentre l'aiguille par son point de sortie et on la fait pénétrer jusqu'au fond de la plaie à 4—5 mm. du point par lequel elle était entrée, en lui imprimant

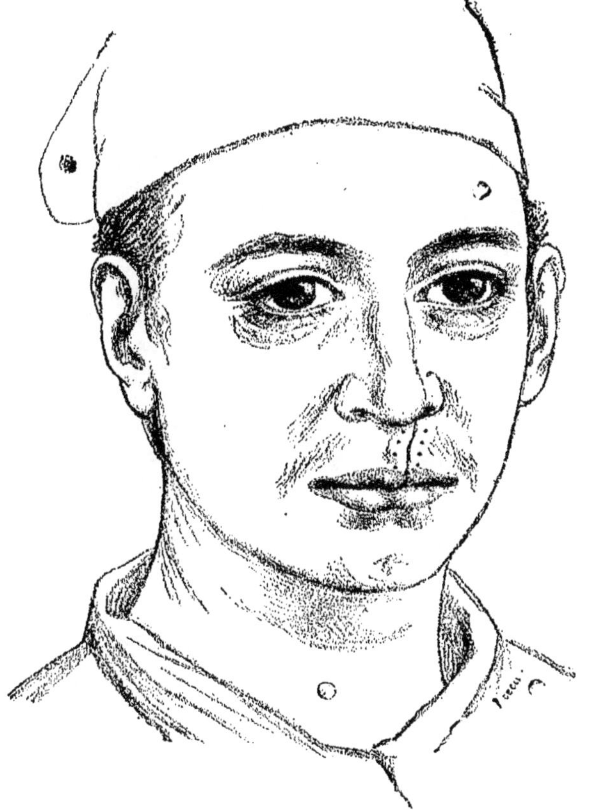

Fig. 6. Les bords de la plaie sont en contact, le fil étant serré.

encore une direction oblique vers l'autre extrémité de la plaie. On passe l'aiguille à travers les tissus du bord opposé pour la faire sortir à 3—4 mm. du bord saignant, et on suit la même marche jusqu'à ce que, de proche en proche la plaie soit suturée sur toute sa longueur. Si l'aiguille sort trop loin du bord saignant, il peut arriver que les lèvres plaie se renversent en dehors; dans ce cas on applique quelques points de suture en surget ou à points séparés, avec du catgut très-fin, passant aussi près du bord que possible.

Nous avons apliqué cette suture pour la première fois dans une opération du bec de lièvre d'après notre procédé et les résultats obtenus ont été des plus satisfaisants ; comme le montrent les figures ci-jointes.

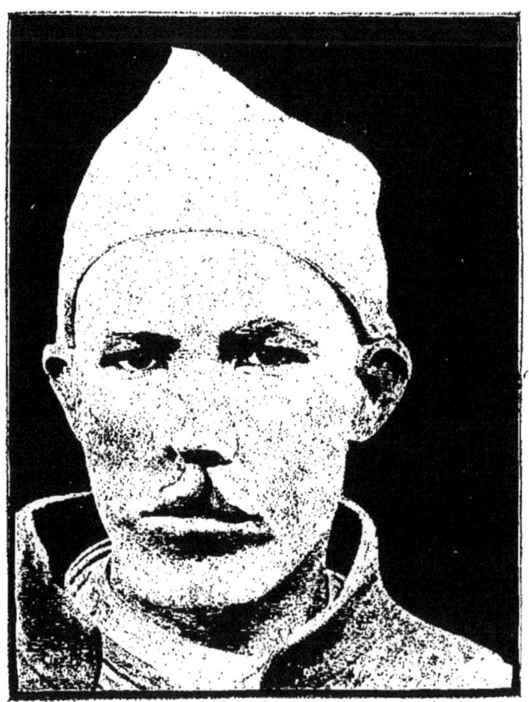

Bec de lièvre congenital
Fig. 7. Avant l'opération.

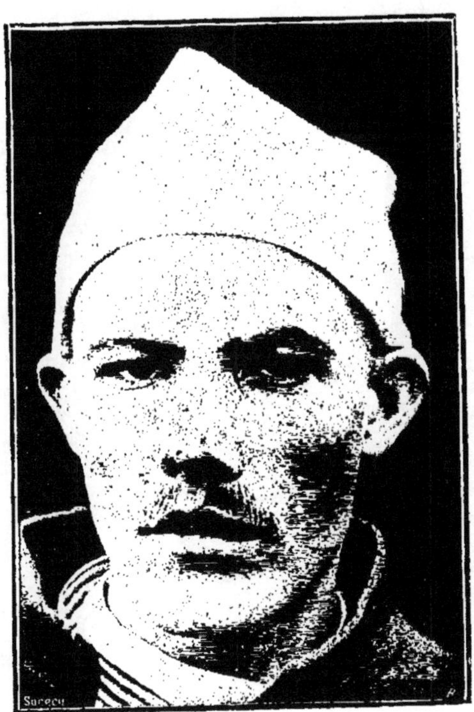

Bec de lièvre congenital
Fig. 8. Après l'opération.

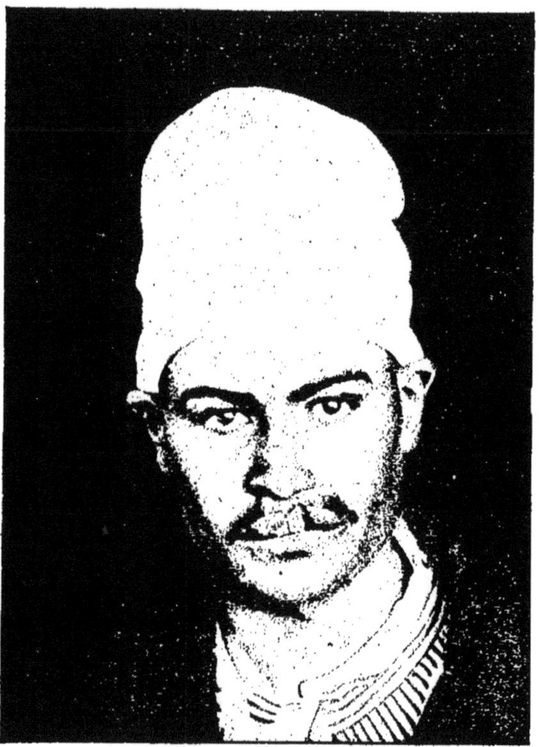

Bec de lièvre congénital
Fig. 9. Avant l'opération.

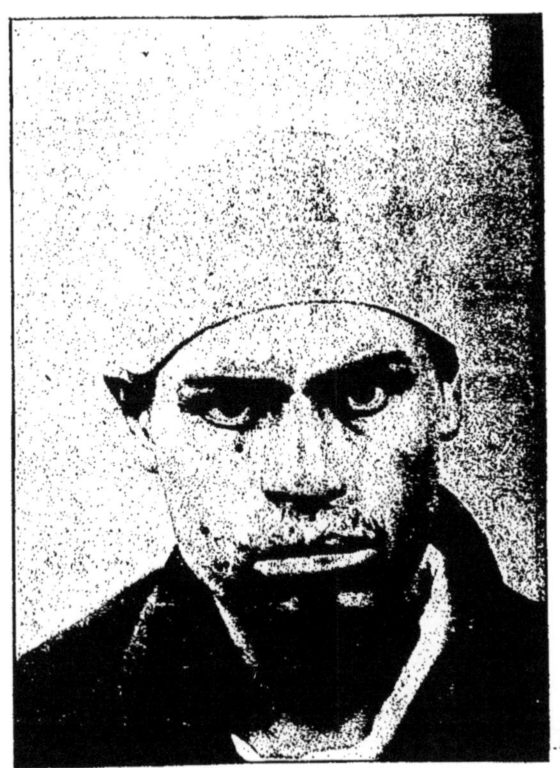

Bec de lièvre congenital
[Fig. 10. Après l'opération.

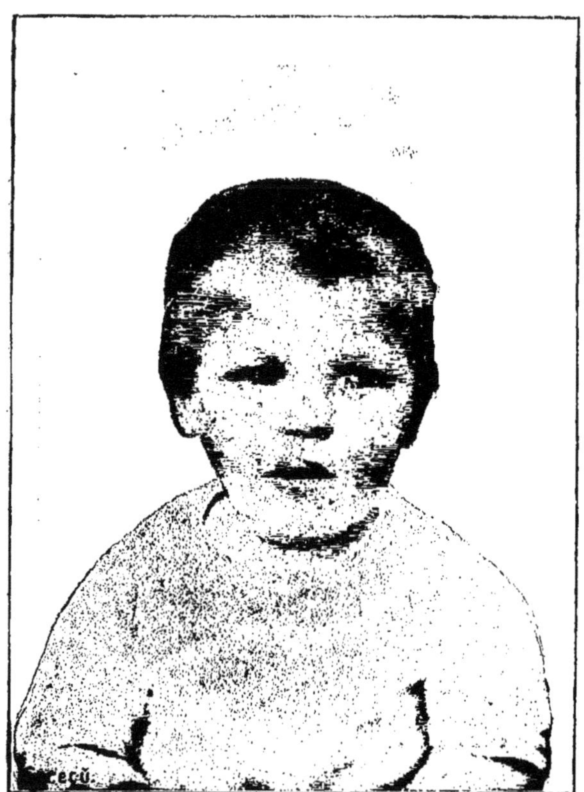

Bec de lièvre congénital
Fig. 11. Avant l'opération.

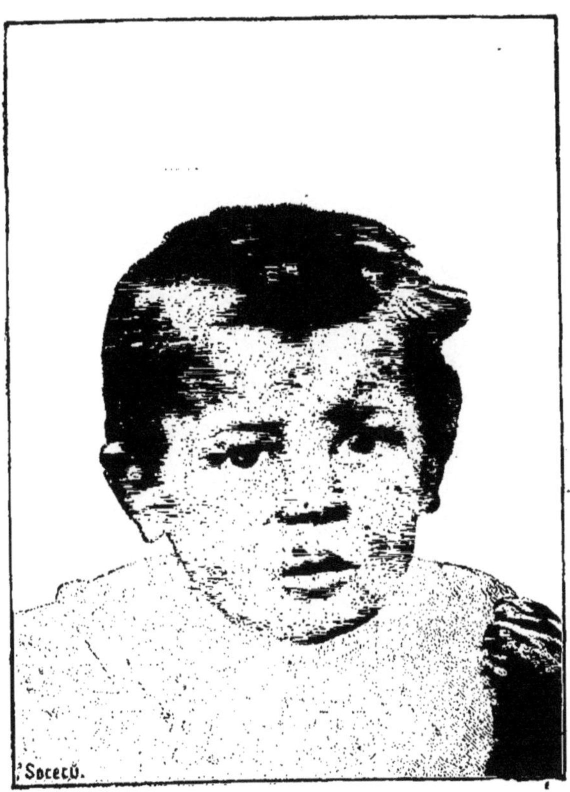

Bec de lièvre congenital
Fig. 12. Après l'opération.

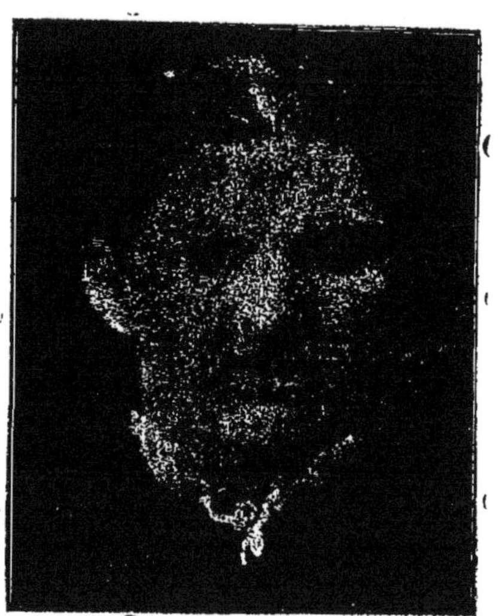

Bec de lièvre congenital
Fig. 13. Avant l'opération.

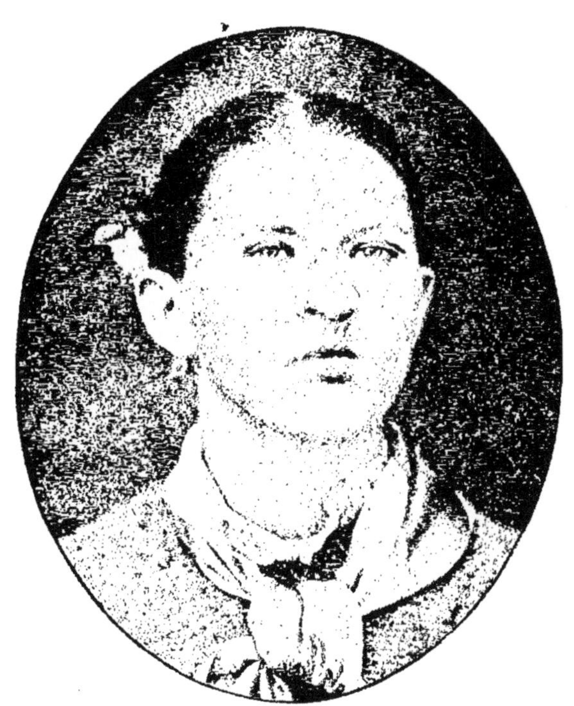

Bec de lièvre congénital
Fig. 14. Après l'opération.

18